# APPAREIL

# ÉLYTRO-PTÉRYGOÏDE

## HÉMOSTASE — DILATATION DU COL

## OCYTOCIE

PAR

LE Dr CHASSAGNY

Président de la Société nationale de médecine de Lyon,
Lauréat de l'Institut (prix de médecine et de chirurgie, fondation Monthyon),
Membre de plusieurs Sociétés savantes.

PARIS

G. MASSON, ÉDITEUR

LIBRAIRE DE L'ACADÉMIE DE MÉDECINE

Boulevard Saint-Germain, 120.

1882

# APPAREIL ÉLYTRO-PTÉRYGOÏDE

HÉMOSTASE — DILATATION DU COL

OCYTOCIE

# APPAREIL

# ÉLYTRO-PTÉRYGOÏDE

## HÉMOSTASE — DILATATION DU COL

## OCYTOCIE



PAR

LE Dr CHASSAGNY

Président de la Société nationale de médecine de Lyon,
Lauréat de l'Institut (prix de médecine et de chirurgie, fondation Monthyon),
Membre de plusieurs Sociétés savantes.

PARIS

G. MASSON, ÉDITEUR

LIBRAIRE DE L'ACADÉMIE DE MÉDECINE

Boulevard Saint-Germain, 120.

1882

# APPAREIL ÉLYTRO-PTÉRYGOÏDE

## HÉMOSTASE — DILATATION DU COL — OCYTOCIE

Cet appareil est destiné à remplacer le double ballon, appelé, comme je l'ai constaté dans diverses communications, à jouer un rôle important en obstétrique et en gynécologie.

Avant d'aborder la description de ce nouvel appareil et pour faciliter l'intelligence de son mode d'action, je ne saurais mieux faire que de rappeler sommairement les considérations dont je m'étais inspiré en créant le double ballon. Cet appareil, comme son nom l'indique, était composé de deux ballons en caoutchouc que j'introduisais dans l'excavation et qui communiquaient au dehors du vagin par deux tubes à l'aide desquels on pouvait faire parvenir dans chacun d'eux une injection d'eau. De ces deux ballons l'un était inférieur, il avait des parois épaisses, c'était un ballon Gariel de grande dimension ; il était injecté le premier, et après cette injection il acquérait des dimensions suffisantes pour remplir presque en totalité et distendre l'excavation ; il servait alors de support au ballon supérieur qui était injecté à son tour à l'aide d'un tube qui arrivait jusqu'à lui après avoir traversé le ballon inférieur.

Ce dernier ballon supérieur avait des parois aussi minces que possible, il était constitué par un petit ballon vulcanisé après avoir été énervé et dilaté par une violente insufflation.

Au moment où il recevait l'injection, il était, je le répète, retenu par le ballon inférieur ; il ne pouvait donc ressortir au dehors, il achevait de distendre l'excavation et les culs-de-sac utéro-vaginaux. Cette distension commençait à amener la dilatation du col, dilatation qui était d'ailleurs favorisée par les douleurs et les contractions énergiques et incessantes produites par l'introduction de l'appareil et son gonflement dans l'excavation ; le col était, en outre, ramolli par les sécrétions déterminées par la présence de l'appareil ; aussitôt qu'il commençait un peu à s'entr'ouvrir, le ballon mince obéissant à la force d'expansion créée par l'injection s'introduisait par cette ouverture et représentait ainsi une véritable poche des eaux agissant de dehors en dedans.

Ainsi constitué, le double ballon m'a rendu les plus grands services, il remplissait assez bien les diverses indications que la théorie m'avait fait entrevoir et celles qui plus tard devaient m'être révélées par le hasard et par l'observation. Cependant, je dois le reconnaître, cet appareil était entaché de vices radicaux. D'abord, il était en caoutchouc et, partant, passible des nombreux reproches qu'on peut adresser à cette substance dont la conservation est assurée par un usage journalier, mais qu'on trouve presque inévitablement hors de service si on l'a laissée pendant quelque temps au repos dans un tiroir. J'éprouvais, en outre, les plus grandes difficultés à faire exécuter des modèles convenables ; les ballons supérieurs étaient de trop petite dimension, leurs parois étaient toujours trop épaisses, et ceux qui étaient assez minces ne tardaient pas à revenir sur eux-mêmes, ramenant l'épaississement de ces parois et la diminution de la capacité ; on leur reprochait, en outre, avec trop de raison leur excessive fragilité.

J'ai été longtemps obsédé par l'idée de perfectionner cet appareil, mais longtemps toutes mes tentatives sont restées sans résultat. Considérant que le ballon inférieur ne servait qu'à soutenir le ballon supérieur et à l'empêcher de s'échapper hors des parties génitales, j'ai d'abord pensé à le supprimer et à n'employer qu'un ballon unique, de très-grande capacité, que je maintenais avec un bandage en T spécial fermant la vulve aussi exactement que possible; mais, ce ballon ne pouvait être fait en caoutchouc énervé par l'insufflation, et même lorsqu'on avait employé à sa confection les feuilles les plus minces, il n'avait pas de tendance à pénétrer dans les cavités et à y former des prolongements digitaux. C'est en vain que je donnais à ce ballon des dimensions beaucoup plus grandes que celles de l'excavation, ses conditions de glissement étaient mauvaises, il produisait des douleurs, il distendait les culs-de-sac, mais il ne pénétrait que lorsque la dilatation était déjà avancée, il faisait l'office d'une poche des eaux plate; après un grand nombre d'essais et d'expériences qui m'avaient démontré la difficulté de cette pénétration, j'étais prêt à renoncer à cette modification lorsque le hasard me révéla les merveilleuses propriétés des vessies animales. Supposons une vessie de porc enfermée dans une cavité close, qu'elle remplit sans être complètement distendue; si, après avoir pratiqué à cette cavité une petite ouverture, on continue d'injecter de l'air ou du liquide, cet air ou ce liquide entraînent sans le moindre effort l'excédant de l'étoffe de la vessie et lui font, avec la plus grande facilité, franchir cette ouverture, sous forme d'un doigt de gant d'abord, et, plus tard, sous celle d'une ampoule qui s'épanouit lorsque l'obstacle a été franchi.

Pour moi, le problème était résolu, je n'avais plus qu'à tourner une difficulté très-grande, il est vrai, mais qui n'était pas insurmontable; il s'agissait de faire du vagin une cavité parfaitement close et d'empêcher la vessie de s'échapper au dehors. J'ai, pour cela, varié de toutes les manières toutes les espèces de bandage sans en trouver un seul qui pût lui opposer une digue infranchissable, elle traversait même les tamponnements les mieux faits et les mieux soutenus. J'ai, il est vrai, trouvé un moyen d'une extrême simplicité, c'est un spéculum dans lequel on enferme préabablement la vessie en bouchant son orifice externe et qu'on soutient avec un bandage en T; mais c'est là un appareil primitif pouvant, dans les cas imprévus, rendre les plus grands services aux médecins qui, dans les hameaux les plus reculés, auront toujours sous la main une vessie de porc et un spéculum.

En dehors de ces cas, j'ai dû faire un appareil plus correct, plus régulier, d'une application plus facile, qui pût tenir une place honorable dans les hôpitaux et figurer dans l'arsenal de tout praticien qui s'occupe un peu d'obstétrique.

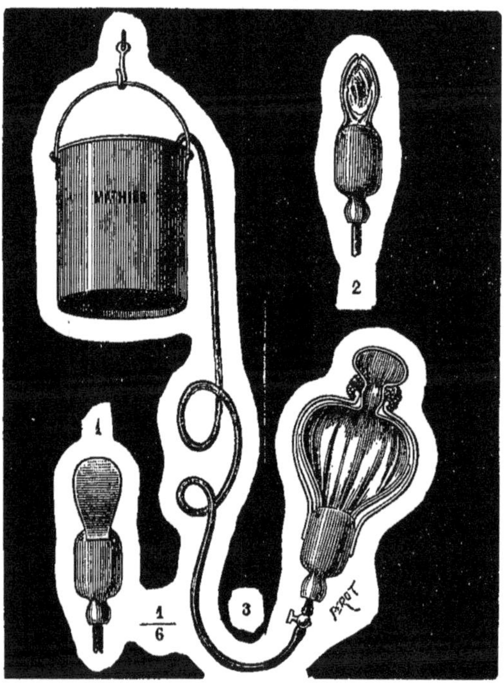


Les figures I et II représentent l'appareil de profil et prêt à être introduit dans le vagin.

La figure III le représente introduit dans un bocal de verre simulant la cavité vaginale; la vessie est distendue par l'injection; elle a franchi le col sur lequel une éponge est attachée pour simuler une insertion vicieuse du placenta.

Il s'agissait de faire un spéculum muni, à son extrémité interne, de deux ailes que le développement de la vessie fait écarter de manière à s'opposer absolument à son expulsion; c'est à cet instrument, représenté par les figures I, II et III, que j'ai donné le nom d'élytro-ptérygoïde (ailes dans le vagin). Cet appareil est complété par des vessies préparées au soufre qui peuvent se conserver presque indéfiniment, et qui, par une immersion de quelques minutes dans l'eau tiède, reprennent toute la souplesse d'une vessie fraîche.

La science est donc dotée d'un instrument de la plus grande simplicité, pouvant s'appliquer facilement par la main la moins expérimentée et remplissant parfaitement toutes les indications du double ballon, sans mériter aucun des reproches qu'on pouvait légitimement adresser à cet appareil.

Je ne possède encore que cinq observations justifiant pleinement les idées théoriques que je viens d'émettre et établissant l'incontestable supériorité de cet appareil ; je puis néanmoins, en vertu de l'axiome *qui plus potest potest minus*, rappeler en les mettant à son actif les résultats que j'ai précédemment obtenus avec le double ballon et affirmer qu'il peut, comme lui, et mieux que lui, remplir les indications suivantes et être employé :

1° Pour préparer le travail à l'abri de toute hémorrhagie dans les cas de *placenta prœvia ;*

2° Pour faire l'accouchement prématuré artificiel dans le cas de dystocie probable ;

3° Pour faire l'avortement ou l'accouchement prématuré dans les cas de vomissements incoercibles, ou de maladie compromettant la vie et aggravée par la grossesse ;

4° Pour activer ou provoquer le travail dans les cas d'éclampsie ;

5° Pour provoquer l'accouchement à la période ultime de maladies aiguës ou chroniques, faire accoucher les malades avant de mourir et remplacer ainsi ou l'opération césarienne ou l'accouchement forcé après la mort ;

6° Pour activer la dilatation dans l'accouchement naturel ;

7° Pour rouvrir l'utérus refermé sur tout ou partie du placenta après l'acouchement ;

8° Pour ouvrir l'utérus et permettre de faire le diagnostic d'affections intra-utérines, et en certains cas en amener la guérison ;

9° Pour arrêter instantanément les hémorrhagies *ante partum* et *post partum.*

INSERTIONS VICIEUSES DU PLACENTA SUR LE COL.

Il n'est pas de cas qui aient plus vivement sollicité l'attention des accoucheurs, qui aient fait naître chez eux de plus grandes et de plus légitimes appréhensions que le *placenta prœvia.* Dans tous les traités d'obstétrique un long chapitre est consacré à cette redoutable complication qui, en dehors des traités spéciaux, a encore inspiré de nombreuses et intéressantes monographies. Dans ces dernières années, les maîtres les plus autorisés, MM. Depaul, Bailly, et plus récemment encore le professeur Chantreuil, ont traité à fond la question, soit dans leurs cliniques, soit dans des articles spéciaux. Le regretté professeur Chantreuil est le seul qui ait cru devoir faire mention du double ballon hémostatique et dilatateur utérin.

Passant en revue les différents moyens proposés pour combattre cette redoutable complication, le savant professeur décrit en ces termes cet appareil :

« M. Chassagny, de Lyon, a *cherché* à atteindre le même « but (la compression cervico-utérine) au moyen d'un appa- « reil de caoutchouc composé de deux ampoules munies cha- « cune d'un tube indépendant. L'une est semblable à celle « du pessaire Gariel, l'autre à celle du dilatateur de Tarnier. « On porte cet appareil, vide, dans les voies génitales, l'am- « poule mince entrant la première. On injecte ensuite de « l'eau, d'abord dans la grosse ampoule qui remplit à peu « près le vagin, puis dans la petite qui, appuyée sur l'autre, « achève, *dit l'auteur*, de distendre les culs-de-sac vagi- « naux, fait hernie dans l'intérieur de la cavité utérine, au « travers de l'orifice cervical et se dilate au-dessus de cet « orifice de manière à comprimer les tissus divisés. »

On ne saurait être plus complet, l'appareil et son mode d'action sont décrits de la manière la plus exacte, il est impossible d'en mieux faire ressortir les avantages.

En effet, dire que le ballon mince *achève de remplir le vagin, qu'il distend les culs-de-sac vaginaux, qu'il fait hernie dans l'intérieur de la cavité utérine au travers de l'orifice cervical, et qu'il se dilate au-dessus de cet orifice*, c'est dire qu'il s'applique *directement* sur l'ouverture béante des vaisseaux divisés, qu'il arrête *directement* l'hémorrhagie sans l'intermédiaire des caillots qui se forment entre les vaisseaux et le tampon classique; c'est dire qu'il s'oppose aussi bien à l'hémorrhagie interne qu'à l'écoulement sanguin qui si souvent imbibe le tampon, ou continue de se produire entre ses parois et celles du vagin.

Malheureusement ces faits sont exposés sous une forme dubitative ; et cependant ils étaient assez importants pour mériter un examen plus approfondi, on doit savoir s'ils existent *oui ou non ;* il ne suffit pas de dire que l'auteur a *cherché*, il faut savoir s'il a réellement trouvé une méthode à laquelle, d'après cet exposé, on ne peut comparer rien de ce qui existe dans la science, et l'on ne saurait se borner à cette formule : Achève, *dit l'auteur*, formule qui exprime le doute et qui, pour le plus grand nombre, renferme implicitement une négation absolue.

Je comprends très-bien qu'on nie *àpriori* l'action de mon appareil dans l'intérieur des voies génitales et qu'on se refuse à admettre la réalité des phénomènes dont j'annonce la production ; aussi, au lieu de m'appuyer exclusivement sur des démonstrations théoriques, ai-je institué de nombreuses expériences destinées à faire reproduire ces phénomènes sous les yeux de l'observateur. Dernièrement encore, à l'occasion de la première partie de la leçon de M. Chantreuil, j'en ai fait une nouvelle visant plus directement que toutes les précédentes l'insertion vicieuse du placenta sur le col. J'ai eu l'honneur d'envoyer cet appareil de démonstration au savant professeur qui l'a reçu au moment d'un départ et alors que notre honorable confrère le docteur Lordereau avait déjà achevé la rédaction de la clinique du savant professeur.

Cet appareil montrait qu'il n'y a plus d'hémorrhagie possible puisqu'il n'y a pas un orifice de vaisseau divisé qui échappe à la compression, qu'il n'y a pas le moindre espace vide où le sang pourrait s'épancher, et il permettait de comprendre la rapidité avec laquelle doit se faire la dilatation.

J'avais institué un grand nombre d'autres expériences pour démontrer la réalité du fait de l'introduction du ballon mince dans le col, je ne les répéterai pas, je me bornerai à en décrire une qui montre l'action du spéculum élytro-ptérygoïde et reproduit le mode d'action de la vessie dont on augmente le volume dans une ampoule de verre simulant le vagin converti par le spéculum en cavité close.

Les figures I et II représentent ce spéculum chargé de la vessie préalablement ramollie et lubrifiée par du mucilage de graines de lin, il est introduit dans le ballon de verre figure III; ce ballon est percé de deux ouvertures, l'une est obturée par une pièce d'étoffe munie d'un canal figurant le vagin; la seconde est fermée par une autre pièce d'étoffe représentant les culs-de-sac, et percée d'une ouverture susceptible de se dilater et de simuler le col utérin.

Le spéculum et la vessie sont introduits à l'aide du moyen dont je parlerai plus tard en décrivant le manuel opératoire; on injecte la vessie qui ne tarde pas à remplir l'ampoule et à distendre l'étoffe représentant les culs-de-sac. Bientôt le col qui était entièrement fermé commence à s'entr'ouvrir, la vessie le franchit, elle le distend et forme au dehors une nouvelle ampoule qui donne à l'appareil la forme d'une calebasse.

Une éponge percée à son centre est cousue autour du col, et montre la manière dont se comporte la vessie pour comprimer l'insertion vicieuse du placenta.

On peut sans aucun appareil spécial faire sur le cadavre une expérience qui n'est pas moins concluante. La vessie convenablement lubrifiée est introduite dans le vagin, on l'injecte avec de l'air ou de l'eau, puis l'abdomen et l'utérus étant ouverts, on *voit* les culs-de-sac se distendre, et, de deux choses l'une : ou le col est celui d'une multipare, il est entr'ouvert et dilatable, on le *voit* alors franchi par la vessie qui se développe dans l'utérus et forme la calebasse, le bouton à deux têtes observé dans l'expérience précédente, ou bien le col n'est pas entr'ouvert, mais en le dilatant de dedans en dehors avec le doigt introduit dans la cavité utérine on sent la vessie appliquée contre son orifice et on ne tarde pas à la voir s'y précipiter (1).

S'il est vrai que dans les cas d'insertion vicieuse du placenta l'accoucheur doit avoir pour principal objectif d'obtenir le plus promptement possible la dilatation du col, et de l'obtenir en suspendant complètement l'hémorrhagie, je crois avoir théoriquement et expérimentalement démontré que le problème était complètement résolu par l'emploi du double ballon et à plus forte raison de la vessie ; mais quelque concluantes que soient ces démonstrations, elles seraient absolument sans valeur si la pratique ne venait pas leur donner une dernière sanction.

## RÉSULTATS CLINIQUES DE L'APPLICATION DU DOUBLE BALLON DANS LES CAS DE PLACENTA PRÆVIA.

Dans quinze cas où le double ballon a été employé pour terminer des accouchements compliqués d'insertion vicieuse du placenta, l'hémorrhagie a toujours été instantanément arrêtée, sans l'intermédiaire de ces caillots dont le tampon classique a pour but de déterminer la formation plus ou

(1) Cette expérience avait été faite avec le double ballon ; M. Delore, qui avait toujours nié la possibilité de l'introduction du ballon mince dans le col, l'a répétée chez une femme morte en état de puerpéralité, et notre honorable confrère a reconnu avec la plus louable franchise que cette introduction avait réellement lieu. J'espère qu'en répétant de nouveau cette expérience avec la vessie, M. Delore pourra se convaincre que le col est franchi avec beaucoup plus de facilité et que la distension préalablement subie par les culs-de-sac est infiniment moins considérable.

moins aléatoire, de ces caillots qui seuls peuvent prévenir l'hémorrhagie interne, s'opposer à l'imbibition du tampon où au passage du sang entre lui et les parois du vagin, de ces caillots qui ne peuvent se former qu'en soustrayant à l'organisme une quantité plus ou moins considérable du précieux liquide que nous avons tant intérêt à ménager, de ces caillots enfin qui, dans les cas les plus heureux, produisent cette horrible fétidité que l'on constate lors de l'enlèvement du tampon de charpie.

Dans tous ces cas la dilatation du col a toujours été très-rapidement obtenue; souvent elle était complète au bout d'une demi-heure et, grâce à l'état de ramollissement que détermine l'insertion sur le col ou près du col, il n'a jamais fallu plus de trois heures et souvent une demi-heure a suffi pour rendre possibles toutes les manœuvres nécessaires pour terminer l'accouchement.

Quant au résultat final, à l'exception d'un cas dont je parlerai tout à l'heure, il a toujours été complètement satisfaisant toutes les fois que mon intervention n'avait pas été trop tardivement réclamée; de nombreux confrères pourraient attester la vérité de cette assertion.

## DU MOMENT OU DOIT INTERVENIR LE DOUBLE BALLON.

La certitude de pouvoir à mon gré provoquer le début du travail, et de le faire évoluer sans exposer la malade à perdre une seule goutte de sang, a fait naître dans mon esprit l'idée d'une méthode qui ne saurait avoir sa raison d'être qu'avec l'intervention du double ballon. Avec les moyens dont la science a disposé jusqu'ici, toute tentative pour hâter la délivrance devait nécessairement aboutir à l'hémorrhagie, aussi l'accoucheur était condamné à une expectation fataliste, il devait attendre l'évènement et accepter, en les retardant le plus possible, les éventualités que la marche naturelle des choses allait faire naître.

J'ai cru au contraire pouvoir me rendre maître de la situation, choisir mon heure et ne pas attendre pour agir que la malade soit épuisée par des pertes répétées et surtout ne pas m'exposer à être pris à l'improviste, à me trouver absent ou à être, quoique présent, débordé par l'hémorrhagie souvent foudroyante de la dernière heure.

En conséquence, voici la ligne de conduite que je me suis tracée et que j'ai déjà exposée dans un travail publié par le *Bulletin de thérapeutique*, travail qui m'avait été inspiré par la remarquable communication faite à ce sujet par le docteur Bailly.

Le double ballon ne pouvant agir sans provoquer l'accouchement, son emploi sera sévèrement proscrit dans les premières hémorrhagies qui se produisent au sixième, au septième et au commencement du huitième mois.

On ne pourrait être autorisé à l'employer que dans le cas où les pertes seraient assez graves pour compromettre la vie de la mère et autoriser l'accoucheur à sacrifier celle de l'enfant ; mais ces cas sont rares, car ces hémorrhagies avant terme qui reconnaissent pour cause le développement progressif du segment inférieur de l'utérus cèdent en général assez facilement au repos et à quelques astringents qui permettent à des caillots de s'organiser sur l'orifice des vaisseaux petits et peu nombreux qui se déchirent à cette période de la grossesse.

C'est généralement au début du travail que se produisent les hémorrhagies foudroyantes résultant du déchirement rapide des vaisseaux nombreux et volumineux qui assurent la circulation utéro-placentaire. Personne donc ne saurait nier les immenses avantages d'une pratique permettant d'éviter ces hémorrhagies foudroyantes de la dernière heure et dont l'accoucheur a été jusqu'ici forcé de subir les effets désastreux ; je cherche vainement quelle objection pourrait être faite à cette manière d'envisager la question.

Il ne reste plus qu'à fixer l'époque à laquelle devra avoir lieu l'intervention : dans les cas ordinaires, lorsqu'il n'y a eu que des hémorrhagies légères dont la mère et l'enfant n'ont que très-peu souffert, on arrivera certainement à temps en provoquant l'accouchement au commencement de la dernière quinzaine de la grossesse.

Si, au contraire, des hémorrhagies répétées et abondantes se sont déjà produites et ont diminué considérablement les forces de la mère, si ces hémorrhagies peuvent faire craindre le développement du travail avant terme, il serait prudent de ne pas attendre au-delà du huitième mois.

Si, en agissant ainsi, on multiplie dans une proportion considérable les chances favorables de la mère, on ne multiplie pas moins celles de l'enfant. En effet, il est arrivé à cette époque de la grossesse où sa viabilité est assurée, pendant l'accouchement la dilatation se produira de manière à ne pas suspendre sa circulation, le placenta ne sera décollé que dans une portion de sa circonférence ; si, par exemple, le ballon mince s'insinue à droite, il repoussera à gauche la portion du délivre non décollée, et permettra au fœtus non-seulement de recevoir pendant la durée de l'opération le sang nécessaire pour entretenir sa vie, mais encore de recevoir ce sang parfaitement pur et non vicié par la résorption des gaz fétides que développent les caillots surchauffés par la fermentation putride.

J'avais exprimé ces idées à notre excellent confrère le docteur Neyret, qui leur avait donné une approbation complète, et qui bientôt me fournit l'occasion de les mettre en pratique chez une de ses malades.

1re *observation.* — Mme X..., âgée de 28 ans, d'un tempérament lymphatique, d'une constitution délicate et paraissant offrir peu de résistance vitale, est arrivée au huitième mois de sa grossesse ; ses deux premiers accouchements ont été laborieux, ils ont dû être terminés par le forceps, le premier enfant a succombé, le second est vivant.

Depuis deux mois, M^me X.., a eu des hémorrhagies qui, légères d'abord, vont en se rapprochant et en augmentant de quantité ; la dernière a eu lieu le 16 avril, la malade ne l'évalue pas à moins de deux verres. C'est dans ces conditions que le docteur Neyret me prie de l'examiner avec lui.

Nous trouvons le col externe entr'ouvert, il présente une surface inégale et des traces de déchirures produites dans les accouchements antérieurs, le col interne est fermé ; il n'est pas du tout ramolli et n'admet qu'avec peine l'extrémité du doigt poussé avec une certaine force ; on sent alors un corps placé perpendiculairement sur son ouverture et l'obturant complètement, c'est le placenta qui nous paraît inséré sur toute la circonférence.

Si, alors que rien n'annonce encore un travail préparatoire, la malade a déjà eu des hémorrhagies inquiétantes et qui l'ont notablement affaiblie, il est certain qu'elles se renouvelleront en se rapprochant de plus en plus à mesure que le segment inférieur de l'utérus se développera davantage, et qu'elles prendront des proportions effrayantes lorsque commencera le travail de dilatation.

Si l'on attend ce moment pour intervenir et si l'on intervient avec le moyen classique, un tamponnement avec de la charpie devra être pratiqué et l'hémorrhagie s'arrêtera lorsqu'un caillot se sera organisé au-dessus du tampon ; c'est à l'abri de cette protection et avec tous les dangers d'une hémorrhagie interne que la dilatation devra se compléter.

Nous pensons qu'il ne faut pas attendre ces redoutables éventualités qui, dans les cas d'insertion centre pour centre, amènent presque infailliblement la mort de l'enfant et font courir à la mère les dangers les plus sérieux. Pour ces raisons et pour toutes celles qui ont été formulées plus haut, nous nous décidons à pratiquer l'accouchement prématuré artificiel.

Le lendemain, 18 avril 1877, à huit heures du matin, le double ballon est introduit. Immédiatement des douleurs se produisent, l'utérus se contracte avec énergie, ces contractions se répètent toutes les cinq minutes ; à neuf heures nous enlevons l'appareil et nous constatons que la dilatation a déjà le diamètre d'une pièce de deux francs, on sent le tissu placentaire obturant complètement le col, sa substance paraît molle, friable, le doigt y pénètre à une assez grande profondeur, mais sans entrer dans la cavité de l'œuf. Nous remettons l'appareil en place et nous nous donnons rendez-vous à onze heures.

Pendant ces deux heures, les douleurs n'ont pas cessé, et en enlevant l'appareil nous trouvons la dilatation complète ; cependant l'orifice utérin est toujours oblitéré par le placenta, et on ne peut pénétrer ni dans la cavité utérine ni dans la cavité placentaire. L'examen du placenta nous permettra plus tard de comprendre ce fait en apparence paradoxal de la persistance de l'obturation complète du col coïncidant avec sa dilatation complète, il nous permettra surtout d'expliquer par quel mécanisme cette dilatation s'est effectuée.

Le ballon mince, en dilatant les culs-de-sac vaginaux, a tendu à distendre le col, mais les adhérences placentaires ont résisté, c'est la substance même du placenta qui s'est déchirée, et alors le ballon s'est introduit dans cette déchirure, il l'a agrandie, il a creusé dans la portion la plus épaisse du tissu une espèce de tunnel de huit centimètres de long aboutissant après ce long trajet sinueux dans la cavité placentaire.

C'est ainsi que le col continuait d'être fermé et que ma main ne pouvait suivre une ouverture que je ne pouvais connaître et qui d'ailleurs se refermait aussitôt qu'on opérait le retrait du ballon.

Au travers du placenta on peut cependant reconnaître la présentation et la position. Comme nous l'avions constaté par le palper abdominal, les pieds sont à droite de la malade, la tête est dans la fosse iliaque gauche ; on ne peut pas espérer qu'elle viendra se mettre en rapport avec l'orifice ; la version est donc indiquée et tout semble faire espérer qu'elle se fera dans les meilleures conditions, car dans tout ce travail préparatoire *pas une goutte de sang ne s'est écoulée.*

Chargé de cette opération, je pénètre dans l'utérus avec la main droite en décollant le placenta à gauche de la malade. Là, rencontrant le plan dorsal de l'enfant, je ne puis aller avec cette main à la rencontre des pieds, je suis obligé de substituer la main gauche ; cependant la version est rapidement terminée, et j'amène un enfant vivant et parfaitement viable. Seulement, tout entier à la manœuvre, je ne m'étais pas aperçu qu'il s'écoulait avec les eaux une quantité considérable de sang, et que le docteur Neyret me prévenait de la défaillance du pouls et de la nécessité d'en finir au plus vite. Après l'extraction de l'enfant, l'hémorrhagie persistait, le placenta fut rapidement enlevé, et le double ballon s'opposa, instantanément et par le même mécanisme, à tout écoulement sanguin. Sous son influence, des contractions énergiques se produisent, le globe utérin se durcit et devient parfaitement sphérique, le pouls revient, l'état syncopal disparaît, le ballon est enlevé ; la malade, tout à la joie d'être délivrée, nous demande des nouvelles de son enfant et nous remercie avec effusion. Le docteur Neyret, complètement rassuré, s'éloigne en me priant de surveiller encore quelque temps notre si intéressante malade.

M. Neyret m'avait quitté à midi ; le globe utérin continuait d'être dur et régulièrement sphérique ; on était donc complètement rassuré sur les dangers d'une hémorrhagie interne ; le linge sur lequel repose la malade a été complètement renouvelé, il n'est taché que par un suintement sanguin tout à fait insignifiant.

Néanmoins, son état n'est pas complètement satisfaisant, les forces redeviennent par moment défaillantes, elle pâlit, les inspirations sont moins fréquentes et moins profondes, le pouls se ralentit et devient misérable, puis il remonte, tout paraît rentrer dans l'ordre, et à plusieurs reprises le danger paraît si complètement conjuré que je suis prêt à m'éloigner à mon tour.

Cependant, je reste, et après avoir été témoin d'une série de ces alternatives de bien et de mal, après avoir vu revenir et cesser l'état syncopal que je parvenais à faire cesser par les stimulants admininistrés *intus* et *extra*, j'assistais tout à coup à un dénouement terrible de ce drame, je vis la respiration s'arrêter, le pouls tomber pour ne plus se relever, et, en deux minutes, sans un sanglot, sans un spasme, sans la convulsion d'un seul muscle, au moment où je venais de m'assurer qu'il n'y avait aucun suintement sanguin, la malade avait cessé de vivre. Il était trois heures, M. Neyret rentrait à ce moment. Je ne devais connaître que quelques semaines plus tard les effets des injections sous-cutanées d'éther que le professeur Chantreuil préconise avec tant de raison et qui, depuis cette époque, m'ont donné dans des circonstances les plus critiques des résultats tout à fait inespérés.

Si, dans le premier cas où l'idée d'une intervention hâtive a été mise en pratique, le résultat n'a pas été aussi complet que nous avons pu un moment l'espérer; si nous avons eu la douleur de perdre la malade quelques heures après sa délivrance, je n'en ai pas moins la conviction, et j'espère la faire partager à mes lecteurs, que ce n'est pas la méthode qui peut être incriminée, et qu'au contraire, en nous révélant la nécessité de certaines précautions que nous ne pouvions imaginer à l'avance, elle nous aurait fourni les moyens de résoudre le problème dans les conditions d'une complète sécurité.

Il faut savoir regarder la vérité en face, profiter de tous les enseignements de l'expérience, et ne pas oublier que c'est souvent sur les déceptions de la veille qu'on fonde le succès du lendemain.

Pendant trois heures nous avons pu croire à un résultat merveilleux et qu'on demanderait en vain à tous les procédés employés jusqu'à ce jour. Compléter en si peu de temps la dilatation, rendre possible une manœuvre obstétricale sans avoir fait couler une goutte de sang pendant le travail préparatoire, avoir assuré la circulation fœtale et réussi à amener un enfant vivant dans un cas où la mort est la règle presque constante, c'est là certainement un idéal assez beau pour que nous n'ayons, malgré cette terminaison funeste, qu'à nous féliciter de nous être écartés des sentiers battus de la tradition, tout en regrettant de ne pas avoir eu la prescience des enseignements que l'expérience nous a fournis trop tard.

M^me^ X... a succombé à une anémie aiguë, à cet état particulier du système nerveux qui, chez certaines femmes, ne se produit pas, alors même que les hémorrhagies les plus épouvantables les ont rendues presques exsangues, et qui chez quelques autres est déterminé par des pertes relativement beaucoup moindres. C'est dans ces conditions que se trouvait notre malade dont le système nerveux avait été profondément déprimé par les idées lugubres, par les pressentiments funestes dont elle avait été assaillie pendant toute sa grossesse. Ajoutons aussi que les pertes antérieures avaient été beaucoup plus considérables qu'elle ne l'avouait à M. Neyret, pour se soustraire à ses sages prescriptions et ne pas se condamner au repos.

Cependant on ne saurait s'empêcher de reconnaître que l'hémorrhagie produite pendant la version a dû peser d'un grands poids dans la balance, et qu'il y aurait eu un immense avantage à en diminuer l'intensité. Était-il possible d'obtenir ce résultat ? Je n'hésite pas à répondre par l'affirmative.

Les cas d'insertion complètement centre pour centre sont rares, plus rares encore doivent être ceux où, au lieu de rompre les adhérences, le double ballon déchirerait, comme chez M^me^ X..., le tissu placentaire lui-même. Ce qui, dans ces cas, constitue le danger, c'est la rupture des adhérences se produisant instantanément sur une vaste surface au moment où on les divise pour rendre possible l'introduction de la main ; ce danger est d'autant plus grand que, plus elles ont résisté à la dilatation, plus elles doivent être richement vascularisées, plus les vaisseaux qui les constituent doivent être nombreux et de fort calibre.

Indiquer le côté faible de la méthode, c'est indiquer le moyen de la rectifier et de la compléter. On pourrait donc poser en principe qu'avant de placer le double ballon il faut toujours s'assurer qu'il peut s'insinuer entre le col et le placenta, ce qui est la règle dans les insertions latérales qui constituent l'immense majorité des cas ; lorsqu'au contraire l'insertion sera complète sur toute la circonférence, il sera convenable de rompre ces adhérences en un point par l'introduction du doigt, on ouvrira ainsi un passage au ballon mince qui, en produisant la dilatation, continuera de décoller dans une moitié de la circonférence, mais qui, en amenant ce décollement, comprimera les orifices des vaisseaux qu'il divise, leur donnera le temps de se rétracter, permettra l'organisation de caillots hémostatiques et laissera, lorsqu'on voudra le retirer, une ouverture permettant l'introduction de la main ou le passage de la tête à travers des parois presque complètement exsangues.

En résumé, avec une légère modification du procédé opératoire, M^me^ X... aurait été délivrée sans courir aucun danger, et même avec le procédé incomplet qui a été mis en œuvre elle eût certainement été sauvée par les injections sous-cutanées d'éther.

2^e^ *Observation.* — J'ai dû longuement insister sur cette première observation pour faire comprendre que ce demi-succès ne pouvait être imputable à la méthode, et pour justifier l'empressement que je devais mettre à saisir la première occasion d'en faire une nouvelle application.

Le 30 septembre 1878, je suis consulté par M^me^ F... Cette dame, âgée de 30 ans, est arrivée à la fin du huitième mois de sa troisième grossesse, ses deux premières couches ont été un peu longues, ses enfants étaient forts et volumineux ; depuis deux mois, M^me^ F... a eu plusieurs hémorrhagies qui, depuis quelque temps, se rapprochent et deviennent de plus en plus fortes, mais sans l'avoir encore notablement affaiblie ; le ventre est fortement proéminent, les battements du cœur du fœtus s'entendent très-distinctement, ses mouvements actifs sont énergiques, l'exploration externe par la méthode du docteur Pinard permet de diagnostiquer une présentation de la tête en première position.

Par le toucher vaginal on trouve le col entr'ouvert admettant facilement l'introduction du doigt, il est très-mou et paraît devoir être facilement dilatable ; on constate à droite une substance molle, spongieuse, c'est le placenta inséré à peu près dans les deux tiers de sa circonférence.

Certainement, il n'y a pas péril en la demeure, on pourrait attendre sans inconvénient; mais M$^{me}$ F... habite la campagne, je suis éloigné de 4 kilomètres, le médecin de la localité n'est pas plus rapproché, en cas d'accident elle ne pourrait compter que sur les secours d'une sage-femme âgée et peu expérimentée ; ce n'est donc pas sans raison qu'elle se préoccupe de l'issue de cette grossesse ; il me suffit de lui dire que ses pertes doivent aller en augmentant, et qu'au commencement du travail elles peuvent tout à coup prendre des proportions considérables, pour qu'elle soit prête à accepter tout ce qui pourra conjurer ce danger; le mari qui assistait à la consultation donne une adhésion complète à ma proposition de pratiquer au plus tôt l'accouchement prématuré artificiel, et rendez-vous est pris pour le surlendemain.

Le 2 octobre, à huit heures du matin, j'applique le double ballon ; des douleurs excessivement vives et incessantes sont immédiatement provoquées ; au bout d'une demi-heure l'appareil est enlevé, il n'y a pas une goutte de sang, il n'y a point de caillots, la dilatation a acquis la dimension d'une pièce de cinq francs ; les ballons sont remis en place et retirés de nouveau au bout de vingt minutes ; la dilatation est complète, je confirme la présentation de la tête en première position ; après la rupture de la poche des eaux, que je pratique immédiatement, elle descend et vient obturer l'orifice du col, les douleurs continuent, et trois quarts d'heure après M<sup>me</sup> F... accouchait spontanément d'une fille parfaitement vivante, pesant deux kilos sept cent grammes, et qui affirme chaque jour de plus en plus sa viabilité.

Pour terminer ce qui a trait à l'insertion vicieuse du placenta, je citerai brièvement l'observation d'un fait auquel j'ai été complètement étranger, et où l'application successive des deux méthodes permet d'établir entre elles la plus concluante comparaison.

M<sup>me</sup> C..., fille de notre excellent confrère le docteur Ravinet, est mariée à Nantua, où son père l'a confiée aux soins de son ami le docteur Ducrest, ancien interne de la maternité de Paris, qui jouit dans tout le canton de la réputation la plus étendue et la mieux justifiée.

M<sup>me</sup> C... est âgée de 31 ans, elle a une bonne constitution, elle a eu quatre accouchements terminés de la manière la plus heureuse ; elle est arrivée à la dernière quinzaine de sa cinquième grossesse. M<sup>me</sup> C... a eu depuis cinq ou six semaines plusieurs hémorrhagies dont le docteur Ducrest s'est rendu facilement maître. Le 14 juin 1879, une nouvelle perte se déclare à 8 heures du matin ; malgré l'emploi des moyens précédemment employés, elle ne s'arrête pas, et, dans la soirée, elle commence à prendre des proportions inquiétantes. A 7 heures, M. Ducrest envoie au docteur Ravinet une dépêche télégraphique et le prie de venir immédiatement et d'apporter mon double ballon ; mais, en attendant son arrivée, il pratique le tamponnement classique avec du linge et de la charpie.

M. Ravinet arrive à dix heures et demie, il trouve le docteur Ducrest très-inquiet, la malade est pâle, le pouls est petit, misérable, l'hémorrhagie avait continué, le tampon s'était imbibé, il venait d'être enlevé, et après avoir constaté l'absence complète de dilatation, M. Ducrest se préparait à pratiquer un nouveau tamponnement.

Le double ballon est immédiatement appliqué, tout écoulement sanguin est aussitôt supprimé, des douleurs excessivement intenses se déclarent ; au bout d'une heure on cesse de retenir l'appareil, on laisse la malade l'expulser, on trouve alors le col complètement dilaté, le docteur Ducrest pratique la version et amène avec facilité un enfant mort. Nos honorables confrères sont convaincus qu'il eût été sauvé par l'emploi plus prématuré du double ballon. Quant à la mère, elle s'est complètement rétablie.

Ces observations pourraient se passer de commentaires ; tous ceux qui ont assisté aux savantes leçons des professeurs Depaul, Bailly, Chantreuil et de beaucoup d'autres encore, tous ceux qui ont lu tout ce qui a été écrit sur ce sujet, tous ceux, enfin, qui ont été aux prises avec les difficultés des accouchements compliqués d'insertion vicieuse du placenta ont certainement reconnu la fidélité du tableau par lequel la plupart des auteurs évoquent les poignantes émotions qu'ils ont éprouvées, les tribulations par lesquelles ont passé avec eux les malades et leur entourage ; j'espère qu'ils auront été frappés de la rapidité, de la sûreté, de la simplicité avec laquelle le problème est résolu par l'emploi du double ballon ; mais le contraste sera plus saisissant encore, si, au lieu de faire une comparaison synthétique des deux méthodes, on analyse pour les opposer entre eux les différents temps similaires dont elles se composent.

L'opération du tamponnement quel qu'il soit peut se diviser en trois périodes ; on peut admettre : 1° la période d'application de l'appareil ; 2° la période de son action ; 3° enfin, la période d'extraction du tampon.

*Première période.* Il suffit de tenir compte des minutieuses précautions que les maîtres conseillent d'apporter à la confection d'un tampon pour se convaincre qu'il y a là de sérieuses difficultés. Aussi peut-on dire qu'un tamponnement bien fait constitue un véritable petit chef-d'œuvre d'art et de patience qui, d'après M. Bailly, ne peut être exécuté d'une manière correcte et irréprochable que par un très-petit nombre de médecins.

L'application du double ballon se fait au contraire avec la plus extrême facilité, et elle est toujours aussi bien exécutée par la main la plus inexpérimentée que par l'opérateur le plus habile ; elle est, en outre, presque instantanée, tandis que la confection du tampon de charpie exige toujours un temps considérable.

*Deuxième période.* Supposons le tampon appliqué suivant toutes les règles de l'art et remplissant rigoureusement toutes les indications qu'on est en droit d'en attendre, sa double action hémostatique et dilatatrice du col va être, de l'aveu de tous les maîtres qui se sont occupés de la question, essentiellement aléatoire et incorrecte. En effet, le tampon n'est pas l'agent direct de l'hémostase, il s'oppose à l'écoulement du sang à l'extérieur, et c'est ce sang ainsi retenu qui doit se constituer en caillots et arrêter l'hémorrhagie par le même mécanisme que dans l'épistaxis traitée par le tamponnement. Or donc, en se plaçant dans l'hypothèse la plus favorable de la suspension de la perte, cette suspension n'a pu avoir lieu qu'à la condition de soustraire à l'organisme, déjà trop épuisé, la quantité de sang nécessaire pour constituer ces caillots. Mais cette hypothèse elle-même ne se réalise pas toujours ; il arrive souvent que chez des malades affaiblies et épuisées le sang a perdu la plasticité nécessaire pour se coaguler, et alors il se fraye un passage au dehors soit en imbibant le tampon, soit en filtrant entre lui et les parois vaginales ; d'autres fois encore il s'accumule au-dessus de l'obstacle et détermine une hémorrhagie interne dont l'accoucheur n'est prévenu que par la pâleur de la malade, la faiblesse du pouls, la syncope et les autres signes précurseurs de la mort, hémorrhagie contre laquelle on ne trouve dans la science qu'un insignifiant palliatif, que le conseil d'exercer une compression sur les parois abdominales.

En ce qui concerne la dilatation, le tampon de charpie joue un rôle essentiellement passif ; dans certains cas sa présence dans l'excavation sollicite des contractions utérines et détermine un véritable travail, mais ce phénomène manque souvent et cependant la dilatation se fait. Il est évident qu'en dehors de toute action spéciale du tampon, en dehors de toute contraction utérine, elle ne peut être produite que par le ramollissement du col déterminé par l'atmosphère humide et tiède des caillots dans lesquels il est plongé. Mais ce n'est pas le col seul qui baigne dans ces caillots, l'insertion y est également macérée, les vaisseaux qui la constituent sont également ramollis, et c'est en se déchirant dans toute la surface de l'ahérence qu'ils interrompent la circulation fœtale et amènent la mort de l'enfant que l'on constate dans l'immense majorité des cas.

Le double ballon, au contraire, est essentiellement actif. Comme agent d'hémostase, il s'oppose directement à tout écoulement sanguin en obturant exactement tous les orifices des vaisseaux divisés. Comme agent de dilatation, il constitue une poche des eaux artificielle et perfectionnée ; cette poche, en s'insinuant dans le col, le dilate mécaniquement et provoque dans tous les cas les contractions utérines qui concourent pour leur part à compléter si rapidement la dilatation. Observons surtout que pendant cette période considérablement abrégée, la vie de l'enfant est presque infailliblement sauvegardée, car si le ballon s'insinue et détache les adhérences dans une moitié de la circonférence du col, il les tasse, au contraire, dans la moitié opposée, en maintient d'une manière absolue l'intégrité et assure ainsi la continuité de la circulation fœtale.

*Troisième période, extraction du tampon.* Nous arrivons au moment où les préoccupations de l'accoucheur vont atteindre leur apogée. Il ne sait absolument rien de ce qui se passe au-dessus de son tampon, car la dilatation, comme le constate le docteur Chantreuil, se fait souvent *sans douleur, d'une manière sourde, latente, silencieuse;* or, pour peu qu'il ait quelque souci du salut de l'enfant, il se trouve partagé entre la crainte de le laisser trop longtemps et trop complètement privé de la circulation maternelle et de n'amener qu'un cadavre, et celle non moins grande de voir l'hémorrhagie se renouveler au moment de l'extraction du tampon et d'être obligé de reconstituer à grand'peine l'édifice qui peut très-bien ne pas réussir aussi bien que le précédent.

Cet embarras est tellement grand que quelques accoucheurs n'ont pas craint d'en sortir par un moyen radical, en décrétant la mort de l'enfant, en conseillant de laisser les choses dans l'état et d'attendre les contractions utérines qui expulseront à la fois le tampon et l'enfant.

M. Chantreuil n'admet pas cette pratique ; aussi dans toutes ses observations on voit que le tampon a été, à plusieurs reprises, enlevé et réappliqué. Il a ainsi obtenu quelques enfants vivants, mais, à chaque enlèvement du tampon, il a eu un retour offensif de l'hémorrhagie qui, dans un cas, a pris des proportions assez considérables pour mettre la malade à deux doigts de sa perte.

Pour peu qu'on réfléchisse au mécanisme par lequel le tampon arrête l'hémorrhagie, il est facile de comprendre qu'il ne saurait en être autrement. En effet, les caillots accumulés au-dessus du tampon se continuent dans les ouvertures des vaisseaux divisés, et on ne saurait les déplacer sans arracher une plus ou moins grande quantité de ces bouchons qui s'opposent à l'écoulement du sang.

Tels sont les inconvénients inhérents à la période d'enlèvement du tampon, il en reste un dernier à signaler ; au moment de cet enlèvement, il se produit un dégagement de gaz horriblement fétides qui impressionnent très-désagréablement l'accoucheur et donnent aux assistants le spectacle d'une opération essentiellement repoussante.

Avec le double ballon les choses se passent tout différemment: l'intensité, la fréquence, la durée des douleurs qu'il ne manque jamais de provoquer fournissent à l'accoucheur quelques données approximatives sur le point où peut en être arrivée la dilatation. Du reste, l'appareil est si vite enlevé, si vite réappliqué qu'on a tout intérêt à savoir au juste où en est le travail, d'autant plus que cet enlèvement ne fait courir à la malade aucun danger. Les vaisseaux comprimés immédiatement après leur division ont pu se contracter, et c'est dans leur calibre rétréci que se sont formés les caillots obturateurs qui ne se prolongent pas au dehors et qui, par conséquent, ne courent aucun risque d'être déplacés.

Jusqu'ici, parmi tous les professeurs qui, à Paris, dans leurs leçons, dans leurs publications ont traité la question de l'insertion vicieuse du placenta, aucun n'a cru devoir s'occuper du double ballon ; tous, sans en faire aucune mention spéciale, l'ont enveloppé dans cette appréciation sommaire des ballons de caoutchouc qui, prenant toujours une forme sphérique, ne peuvent, disent-ils, se mouler aux cavités dans lesquelles ils sont introduits et constituent, par conséquent, des tampons essentiellement défectueux.

Le docteur Chantreuil est le premier qui ait reproduit la description des phénomènes caractéristiques du ballon mince qui, injecté avec de l'eau, se moule avec la plus rigoureuse exactitude dans les cavités dont il tapisse toutes les parois, dont il pénètre toutes les anfractuosités. J'espérais que notre honorable confrère ne se serait pas borné à cette appréciation platonique et qu'il aurait vérifié cliniquement l'exactitude de mes assertions qui, pour peu qu'elles soient fondées, ont dû ébranler ses convictions et l'amener à penser qu'il n'est pas une de ses observations dans laquelle la mère et l'enfant n'auraient eu considérablement à bénéficier de l'intervention de mon appareil. Il se serait certainement rendu à l'évidence si la mort n'était pas venue l'enlever prématurément à la science.

### ACCOUCHEMENT PRÉMATURÉ ARTIFICIEL DANS LES CAS DE DYSTOCIE PROBABLE.

J'ai employé un grand nombre de fois le double ballon pour provoquer l'accouchement prématuré artificiel, dans des cas de rétrécissement du bassin. Une dame après sept grossesses successives a trois enfants vivants obtenus par l'accouchement prématuré, les trois premiers avaient succombé à des applications de forceps, le quatrième était venu vivant avec mon forceps et la méthode des tractions soutenues, mais nous avions eu beaucoup de peine à le rappeler à la vie et il portait une dépression considérable du frontal. Plusieurs malades ont deux enfants vivants qu'elles doivent au double ballon.

Un certain nombre d'enfants ont succombé soit à la faiblesse congénitale, soit à des dystocies, mais les mères ont toujours été indemnes de tout accident, une seule a succombé dans la période ultime d'une affection du cœur.

En général, le résultat est très-promptement obtenu, le plus souvent l'accouchement commencé le matin est terminé le soir, dans certains cas tout est fait dans 4 ou 5 heures. Généralement, au bout de 2 ou 3 heures la dilatation est arrivée au point où l'accouchement est lancé, les douleurs continuent et on rentre dans les conditions d'un accouchement naturel, dont la durée est subordonnée à la rigidité des parties, à l'intensité des douleurs, à leur fréquence, au mode de présentation, au volume relatif du fœtus et du bassin, etc.

### VOMISSEMENTS INCOERCIBLES.

L'intervention dans les cas de vomissements incoercibles est presque toujours facile quelle que soit l'époque de la grossesse ; on a en général du temps devant soi ; mais il n'en était pas de même dans l'observation que je vais succinctement rapporter.

Mme D... est âgée de 47 ans, elle a eu deux enfants et un avortement à six semaines a eu lieu il y a quatorze ans ; depuis cette époque Mme D... a toujours été bien réglée, sa santé était excellente, elle était d'une force et d'une vigueur exceptionnelles.

Dans le courant d'avril 1875, Mme D... éprouva quelques malaises, de l'inappétence, des nausées, des vomissements ; ces troubles de la digestion n'éveillèrent d'abord que très-peu d'inquiétude, mais le mois suivant ils prirent des proportions plus considérables, les vomissements devinrent incessants, les douleurs épigastriques allaient toujours en augmentant, et comme une époque cataméniale venait de manquer, tous ces accidents parurent la conséquence naturelle de la ménopause.

Malgré toutes les médications très-rationnelles qui furent instituées, l'état de Mme D... alla toujours en s'aggravant jusqu'au moment où les mouvements actifs du fœtus vinrent l'éclairer sur sa véritable situation et lui donner l'espérance que la seconde période de sa grossesse serait peut-être moins mauvaise que la première. Malheureusement il n'en fut rien, les accidents ne firent encore que s'aggraver et Mme D... arriva dans les plus déplorables conditions aux premiers jours de décembre, c'est-à-dire à trois semaines environ du terme de sa grossesse; c'est alors que mes conseils furent réclamés et je pus constater l'état suivant :

Le faciès profondément émacié porte les traces d'une altération profonde; le regard est éteint, la peau complètement décolorée offre une teinte jaune-paille qui semble accuser les ravages d'une affection organique arrivant à sa dernière période, le pouls est fréquent, petit, misérable; la soif est vive, mais les boissons ne sont pas mieux tolérées que les aliments; une petite toux sèche et incessante déchire la poitrine.

La malade est évidemment prête à succomber, mais succombe-t-elle à une affection organique compliquant la grossesse, ou bien ces accidents d'une effrayante gravité sont-ils simplement des phénomènes d'une grossesse difficile, compliquée de vomissements incoercibles qui doivent disparaître en même temps que le gravidisme qui les a fait naître? Je me range à cette dernière opinion, qui seule peut me donner quelque espérance, et je compte sur les promesses de l'aphorisme *sublatâ causâ tollitur effectus.*

Décidé à pratiquer l'accouchement prématuré artificiel, j'espérais trouver un col mou, présentant une légère dilatation, j'espérais reconnaître les débuts de cet acte providentiel par lequel l'organisme, avant de s'éteindre, semble vouloir assurer l'œuvre de la reproduction; mais il n'en est rien, le col au contraire est très-élevé, trop élevé pour permettre d'établir le diagnostic d'une présentation, il est fortement porté en arrière, il est dur, rigide, mamelonné; c'est le col d'une nullipare ne permettant pas même l'introduction de l'extrémité du doigt.

Peut-être est-ce là qu'il faut chercher l'étiologie des accidents de M^me^ D.., et pourrait-on se croire autorisé à penser qu'ils sont la conséquence de la rigidité d'un utérus se prêtant difficilement à la distension produite par le développement du fœtus; cette explication paraît confirmée par ce fait que, même avant d'être délivrée, et aussitôt qu'il y a eu un peu de dilatation, la malade a commencé à tolérer un peu de bouillon.

Privé du concours d'un confrère, soit à cause de l'éloignement de la malade, soit pour un motif de discrétion, je n'hésitais pas à assumer seul la responsabilité de l'opération et du mode opératoire.

Le mercredi, 7 décembre, à dix heures du matin, le double ballon fut introduit et ses deux compartiments successivement injectés d'eau tiède. A trois heures de l'après-midi, j'enlevais l'appareil et je constatai une notable dilatation équivalente à une pièce de 1 fr., le vagin était lubrifié par des glaires abondantes et légèrement sanguinolentes, je pus constater une présentation de la tête.

J'appliquai de nouveau l'appareil, recommandant au mari de l'enlever si les douleurs devenaient trop intenses; ce qui fut fait à six heures ; mais contrairement à mes prévisions le travail ne se continua pas, l'organisme était trop faible pour se suffire à lui-même ; la malade resta sans douleur jusqu'au lendemain matin et j'eus la douleur de constater que la dilatation avait rétrocédé ; l'appareil fut de nouveau appliqué, et à trois heures, après des douleurs excessivement violentes, la dilatation avait atteint la grandeur d'une pièce de cinq francs. Cependant un quart d'heure se passa encore sans douleurs spontanées, je replace de nouveau l'appareil ; le mari, qui s'était exactement rendu compte de la manière dont se fait l'introduction, l'enlève à six heures, il ne survient encore point de douleur, il le réapplique de nouveau et deux heures après il est forcé de l'enlever. A partir de ce moment la malade n'eut plus de répit, les douleurs devinrent incessantes et le lendemain à neuf heures, je trouvais la dilatation complète, une énorme poche des eaux s'était formée, je la rompis et je pus alors préciser la position. La tête était placée transversalement, l'occiput à droite et très-élevé, à gauche on atteignait facilement le front, les orbites, et on arrivait sans peine jusqu'à la bouche qui, molle, flasque, n'opérait sur le doigt aucun mouvement de succion.

Après avoir ainsi constaté la mort de l'enfant et tenté vainement d'abaisser l'occiput, je ne pouvais, dans l'état de faiblesse de la malade, l'abandonner aux lenteurs et aux *alea* d'une dystocie causée par la déflexion de la tête et une tendance irrémédiable à une présentation de la face au détroit supérieur, je me décidai à pratiquer la version.

Cette opération présenta d'assez sérieuses difficultés causées par une ascite considérable qui avait amené la mort de l'enfant dont la taille et le volume égalaient néanmoins ceux d'un enfant à terme au-dessus de la moyenne.

La malade, qui pendant le cours du travail avait déjà pu prendre quelques boissons, absorba immédiatement après l'accouchement un bouillon qui ne fut pas rejeté ; on en augmenta progressivement la quantité, on le troubla bientôt par un peu de tapioca, de semoule, etc. ; la fièvre de lait fut peu intense, et le rétablissement ne fut entravé que par un léger mouvement fébrile et un peu de tension et de douleur du ventre, survenus au quatrième jour. Depuis cette époque, M$^{me}$ D... est rentrée en possession de la santé la plus florissante.

Cette observation peut se passer de commentaires ; il est évident que dans une situation aussi compromise et aggravée encore par la mort de l'enfant, la malade abandonnée à elle-même aurait infailliblement succombé. Je me bornerai à poser cette question : Existe-t-il dans la science une méthode, un procédé, un moyen de terminer aussi rapidement l'accouchement prématuré artificiel, et n'est-ce pas à cette rapidité d'exécution que peut être attribué le salut de la malade ?

## DE L'ÉCLAMPSIE.

La principale indication dans l'éclampsie consiste à amener le plus promptement possible la vacuité utérine. Le plus souvent les accidents arrivent au début ou pendant le travail ; dans ces cas le double ballon ne fait que hâter la dilatation, et ce résultat est bien vite obtenu, mais son rôle eut une importance beaucoup plus considérable dans l'observation suivante :

M$^{me}$ D.., fille d'un de nos excellents confrères, M. Ogier, est arrivée au septième mois d'une première grossesse. Le 26 août 1877, elle rentre à Lyon à la suite d'un voyage où elle avait éprouvé beaucoup de fatigues et subi quelques contrariétés. Le lendemain 27, elle fut prise dans la soirée de nausées très-pénibles et eut vingt-quatre vomissements bilieux. Le docteur Noack avait été appelé, il venait de quitter la malade à neuf heures et demie, lorsqu'elle fut prise par une crise d'éclampsie, qui fut suivie de nouvelles attaques se renouvelant à intervalles à peu près égaux toutes les deux heures; ces crises étaient calmées par les inhalations de chloroforme, elles durèrent ainsi jusqu'au matin. A ce moment, MM. Ogier et Noack réclamèrent mon concours.

J'arrive auprès de la malade à huit heures du matin, et en présence d'un danger aussi imminent, les crises tendant à se rapprocher, la connaissance étant complètement perdue pendant leur intervalle, nous fûmes d'avis que le salut était au prix d'une délivrance aussi rapide que possible.

Le toucher permet de reconnaître qu'il n'y a pas de commencement de travail; les parties sont sèches, le col est dur, saillant, complètement fermé et n'admettant pas même l'introduction de l'extrémité du doigt.

Le double ballon est immédiatement introduit: il provoque des contractions incessantes, très-énergiques, mais tout à fait inconscientes, car la malade est plongée dans le coma le plus profond. A dix heures, l'appareil est enlevé, nous trouvons les parties lubrifiées par des glaires abondantes, mais le col reste rigide: la dilatation a acquis les dimensions d'une pièce de 1 fr.; les ballons sont remis en place, les douleurs continuent jusqu'à un nouvel enlèvement qui a lieu à midi et nous permet de constater la progression de la dilatation ; à deux heures et demie, sous l'influence d'une nouvelle application, elle a atteint la dimension d'une pièce de 5 fr. Le docteur Laure vient à ce moment nous prêter son concours; il est témoin de la douzième attaque, la plus terrible de toutes. En présence de la gravité de la situation et de la rigidité du col, qui ne saurait permettre sans violence et sans déchirement l'introduction de la main, nous décidons de ne pas attendre davantage et de pratiquer un débridement.

A l'aide d'un bistouri boutonné, je fais deux incisions latérales, qui permettent à M. Laure de faire la version : il amène un enfant mort depuis plusieurs jours et présentant déjà des signes de décomposition.

Après la délivrance, le coma persiste ; le soir à cinq heures une nouvelle crise a lieu, puis une dernière se produit à dix heures. A partir de ce moment, le calme renaît ; dans la matinée du 29, on constate une notable amélioration, mais la connaissance ne revient que dans la soirée, toutefois avec une amnésie complète ; M$^{me}$ D... resta plusieurs jours sans avoir conscience de son changement de position et de la disparition de sa grossesse. Peu à peu l'on cessa de trouver de l'albumine dans les urines, et, malgré quelques légères complications, le rétablissement était à peu près complet au bout d'une quinzaine de jours. M$^{me}$ D... jouit aujourd'hui de la santé la plus florissante.

Les docteurs Noack et Laure, aussi bien que le père de la malade, pensent que le succès n'est dû qu'à la rapidité avec laquelle on a pu terminer l'accouchement ; ils estiment que chez une primipare, dont le travail n'est pas commencé, il n'existe dans la science aucun moyen de rendre possible en six heures et demie une manœuvre obstétricale, et ils sont convaincus que M$^{me}$ D... a été sauvée par le double ballon.

## DE L'ACCOUCHEMENT PRÉMATURÉ IN EXTREMIS.

Lorsqu'une malade vient de succomber à une affection aiguë ou chronique, on a, soit dans un but religieux, soit surtout pour sauver l'enfant, formulé le précepte de pratiquer l'opération césarienne ; plus récemment encore on a conseillé de faire l'accouchement forcé par les voies naturelles. En réfléchissant au mode d'action du double ballon, j'ai eu l'idée d'une autre méthode, j'ai pensé qu'il conviendrait d'intervenir pendant les derniers moments, et qu'on pourrait ainsi espérer de terminer l'accouchement avant la cessation de la vie, ou tout au moins d'amener assez de dilatation pour rendre faciles les manœuvres de l'accouchement forcé après la mort.

Cette idée s'est présentée à mon esprit au lit de la malade dont je vais succinctement rapporter l'observation.

M^me G... est arrivée presque au terme de sa douzième grossesse, ses accouchements ont toujours été faciles et excessivement prompts. Depuis longtemps elle souffre d'un catarrhe pulmonaire chronique qui s'est considérablement aggravé pendant cette dernière grossesse; depuis deux jours le dénouement se précipite; les dernières ramifications bronchiques sont remplies par un mucus abondant, la respiration est anxieuse, difficile, accélérée, les lèvres sont cyanosées, la peau est recouverte d'une sueur froide, visqueuse, le pouls est petit, misérable, presque imperceptible, le regard est éteint, la connaissance presque abolie, l'agonie commence, la malade vient d'être administrée. On entend parfaitement les battements du cœur de l'enfant; on perçoit des mouvements actifs ; c'est de lui seul que je dois me préoccuper ; je me rappelle la peine que j'avais eue dans une circonstance semblable pour faire l'accouchement forcé après la mort et la déception que j'avais éprouvée en amenant un enfant qui succomba après avoir donné quelques signes de vie ; mon parti est pris ; après avoir constaté que le col est déjà largement entr'ouvert, qu'il est mou et très-dilatable, j'introduis le double ballon. Il éveille instatanément des douleurs énergiques, je m'oppose pendant à peu près un quart d'heure à sa sortie, puis je le laisse expulser. Comme j'avais injecté une quantité considérable de liquide dans le ballon mince, je trouve la dilatation complète, je romps la poche des eaux, la tête s'engage et trois douleurs suffisent pour amener une petite fille parfaitement vivante et viable.

Mon but était atteint, mais mes espérances étaient largement dépassées, car, immédiatement après la sortie de l'enfant, il se produisit chez la mère une véritable résurrection, la respiration devint plus facile, les mucosités furent expulsées, la cyanose disparut, la peau reprit sa température normale. Malheureusement cette amélioration ne se soutint pas et deux jours après la malade succombait à un retour agressif de la maladie.

Le succès complet eût été trop beau, mais le résultat que j'ai obtenu suffit pour justifier la satisfaction que me fait éprouver la conviction d'avoir réalisé une conquête pour la science et d'avoir, dans un ordre d'idées tout nouveau, atteint les dernières limites du possible.

### RÉTENTION DE DÉBRIS DE L'ŒUF OU DU PLACENTA.

Souvent, après un avortement ou un acouchement, l'utérus se ferme avant d'avoir complètement expulsé l'œuf ou le placenta, ce n'est qu'au prix des plus grandes difficultés que l'accoucheur parvient à conjurer le danger créé par cette situation. Je pourrais citer un grand nombre d'observations établissant les services rendus dans ces cas par le double ballon, mais elles se ressembleraient toutes ; il me suffira d'observer qu'après une ou deux heures d'application de l'appareil on trouve le col suffisamment dilaté pour permettre l'introduction d'un ou de plusieurs doigts, de pinces, de curettes ou de tout autre instrument.

### DIAGNOSTIC ET TRAITEMENT DE CERTAINES AFFECTIONS UTÉRINES.

Il est un grand nombre d'affections de la matrice dont le diagnostic n'est possible qu'à la condition de pouvoir explorer la cavité de l'organe; le double ballon, en amenant la dilatation du col, permet de combler ce *desideratum*.

*Première observation.* — M^lle^ L... est âgée de 22 ans ; il y a un an elle était forte, vigoureuse, et jouissait de la plus brillante santé ; elle a atteint aujourd'hui les dernières limites de la cachexie chloro-anémique causée par des pertes qui chaque jour augmentent d'intensité et vont en se rapprochant davantage; une terminaison funeste est imminente. Il n'y a jamais eu d'écoulement sanguin par aucun autre organe; les hémorrhagies ne peuvent reconnaître pour cause qu'une affection utérine. On constate par le toucher que l'utérus est peu développé, qu'il n'est le siège d'aucune dégénérescence; je suppose l'existence d'un polype.

Mais pour vérifier l'exactitude de ce diagnostic hypothétique il faut absolument pénétrer dans l'utérus.

La situation est trop grave pour que j'aie à me préoccuper de l'hymen, je le dilate et j'introduis le double ballon qui provoque aussitôt des douleurs tout à fait analogues à celles qui ont leur siège dans un utérus gravide. Au bout de deux heures, je le retire, je trouve le col dilaté et je constate la présence d'un polype de 3 centimètres de longueur et de la grosseur du pouce; le doigt peut pénétrer entre lui et le col, je m'assure qu'il est inséré au fond de l'organe.

La ligature était difficile; dans l'état de la malade, j'en redoutais les conséquences, j'essayai de le détruire par le feu; j'en détachai une portion assez considérable à l'aide du thermo-cautère. Cette opération eut pour résultat de s'opposer pour quelque temps aux hémorrhagies, mais le polype n'était pas détruit, il prit bientôt un accroissement considérable; heureusement ce développement se faisait en dehors de l'utérus et il avait pour résultat d'attirer en bas le fond de l'organe, de rapprocher le pédicule de l'ouverture du col et de faciliter ainsi la ligature que je tentai six semaines après la première opération, alors que les hémorrhagies commençaient à se produire et que la tumeur avait atteint le volume d'une orange mandarine.

Avec l'intelligent concours de mon excellent confrère et ami le docteur Bourland, je parvins à passer une chaîne d'écraseur et j'opérai la section au ras du pédicule; il n'y eut point d'hémorrhagie, rien ne vint entraver la guérison et aujourd'hui M^lle^ L... a repris tous les attributs de sa belle santé primitive.

*Seconde observation.* — Peu de temps après cette opération, le docteur Bourland me fit appeler en consultation auprès d'une de ses malades chez laquelle il désirait employer le même moyen de diagnostic.

M^me^ C..., âgée de 35 ans, a eu plusieurs enfants, ses couches ont été exemptes de complication. Depuis près d'une année, elle a des pertes abondantes qui vont toujours en se rapprochant, le ventre augmente de volume, l'utérus est développé comme au quatrième mois de la grossesse ; l'idée de tumeur maligne étant écartée, il importé de savoir s'il s'agit d'une tumeur pédiculée flottante dans l'utérus, ou d'une tumeur interstitielle. Nous appliquons le double ballon ; il provoque des douleurs excessivement vives, et au bout de deux heures le col est assez dilaté pour permettre l'introduction du doigt. Nous trouvons la cavité utérine parfaitement vide, nous constatons le développement énorme de l'organe surtout dans sa moité inférieure ; nous posons le diagnostic d'un myome utérin, nous considérons la maladie comme au-dessus des ressources de l'art, et nous décidons qu'on se bornera à combattre les hémorrhagies et à faire la médecine des symptômes.

Nous ne connaissions que vaguement les résultats obtenus par les injections d'ergotine et nous venions de faire, sans le savoir, de la méthode d'Hildebrandt. En effet, les douleurs que le double ballon avait provoquées se continuèrent pendant plusieurs jours, elles déterminèrent des symptômes de métrite aiguë que le docteur Bourland dut combattre avec énergie.

Cependant, au bout d'une quinzaine de jours, le calme revient, et à mesure que les accidents inflammatoires disparaissent, notre honorable confrère constate en même temps une diminution considérable du volume de l'utérus. Cette diminution continue de faire des progrès et au bout d'un mois l'organe avait repris son volume normal; depuis près de trois ans la santé de M$^{me}$ C... est excellente et aucune hémorrhagie ne s'est produite en dehors des règles qui reviennent avec la plus grande régularité.

Tous les auteurs qui se sont occupés du traitement des myomes par les injections d'ergotine sont unanimes à reconnaître que ce médicament n'exerce aucune action spécifique sur les tumeurs, qu'il n'agit qu'en déterminant la contraction des vaisseaux nutritifs de la tumeur et la constriction des fibres musculaires lisses qui entrent dans la constitution de l'utérus et du myome dont il amène ainsi l'atrophie.

Or, si le rôle de l'ergotine se réduit à déterminer des contractions utérines, il est évident que le double ballon a agi par le même mécanisme; il resterait donc à examiner lequel des deux agents amène ces contractions de la manière la plus sûre et la plus inoffensive. Le résultat de cet examen ne saurait être douteux, surtout avec l'emploi du nouvel appareil qui est infiniment plus facile à manier que le double ballon, dont l'introduction est moins douloureuse, et qui permet de doser et de faire varier à volonté la quantité du liquide compresseur intra-vaginal. Je n'ai pas encore de faits obtenus avec l'élytro-ptérygoïde; mais ceux que je viens de signaler et d'autres déjà nombreux, que j'ai dus à l'emploi du double ballon, me permettent d'espérer les meilleurs résultats.

Dans deux cas, j'ai amené une rétrocession considérable de fibromes utérins volumineux, et les malades qui étaient arrivées à un état de cachexie très-avancée se sont reconstituées en même temps que les hémorrhagies diminuaient de fréquence et devenaient beaucoup moins abondantes.

J'ai, dans des cas déjà nombreux, arrêté par ce moyen des métrorrhagies que je ne pouvais rattacher à aucune lésion organique appréciable; non-seulement l'écoulement sanguin a été suspendu, mais les malades ont vu disparaître la tendance à de nouvelles hémorrhagies, les contractions déterminées par l'appareil me paraissent avoir eu pour résultat de faire cesser des phénomènes congestifs, peut-être aussi ont-elles agi en amenant la résorption de néoplasmes en voie de formation et par une action analogue à celle que déterminent certaines actions mécaniques exercées sur la face interne de l'utérus, par la curette de Récamier, par exemple. Cette action me paraît parfaitement analogue à celle que produit l'introduction de l'éponge préparée dans le col, préconisée par Simpson, d'Édimbourg ; avant lui, par Mackintosch ; en France, par Maurice Richard, et, plus récemment, par M. Huchard qui, dans un remarquable mémoire, cite un certain nombre d'observations très-intéressantes.

Je pense que l'action du moyen que je propose aujourd'hui est beaucoup plus puissante que l'éponge, l'appareil est d'une application beaucoup plus facile, la production des contractions est beaucoup plus instantanée. Aussi je serais disposé à adopter pour l'emploi de la vessie ce que M. Huchard disait de l'éponge : 1° elle aide au diagnostic ; 2° elle aide au traitement ; 3° elle constitue à elle seule tout le traitement. Il me sera permis d'espérer qu'un moyen aussi simple, d'un emploi aussi facile sera expérimenté sur une grande échelle, et que bientôt l'expérience de mes confrères pourra se joindre à la mienne et confirmer le bien-fondé d'observations encore trop peu nombreuses et trop imparfaitement étudiées pour fonder une méthode.

### HÉMORRHAGIES POST PARTUM.

Il est facile de comprendre que si on remplit tout l'espace compris entre le fond de l'utérus et la vulve par un corps qui distende légèrement ces cavités, qui s'y moule exactement, qui pénètre dans les plus légères anfractuosités, tout écoulement sanguin est absolument impossible ; le double ballon ou la vessie arrêtent immédiatement l'hémorrhagie par une action mécanique en obturant l'ouverture des sinus utérins ; mais de plus il y a une action dynamique, on a reconstitué le gravidisme. Il se produit des contractions énergiques, l'eau de l'injection est exprimée avec force ; si on la laisse écouler en tenant l'extrémité du tube relevée pour qu'elle ne puisse obéir à la pesanteur, on constate un jet vigoureux. Lorsque ce jet commence à diminuer, on serre un moment le tube pour laisser à l'utérus le temps de se contracter à nouveau ; le jet a repris de la force, et après avoir renouvelé cette manœuvre jusqu'à ce que l'écoulement soit complet, on retire le ballon complètement vide, on est absolument certain que la cavité utérine est parfaitement effacée; on sent le globe utérin qui a acquis une dureté exceptionnelle et qui a généralement perdu toute tendance à se relâcher.

Dans tous les cas où j'ai eu à intervenir, l'hémorrhagie a été instantanément arrêtée avec autant de sûreté que si j'avais suspendu l'écoulement du liquide d'un tonneau en tournant la clef d'un robinet. Aussi, lorsque je suis muni du double ballon et désormais de la vessie, je suis complètement rassuré contre la plus redoutable des complications de l'accouchement.

## MANUEL OPÉRATOIRE.

La vessie, préalablement ramollie et lubrifiée par du mucilage de graines de lin, est enfermée en partie dans le spéculum, l'excédant qui n'a pu trouver place dans sa cavité ressort entre ses ailes ; le tout est introduit dans le vagin, et on procède à l'injection au moyen du tube de caoutchouc adapté à un tube métallique sur lequel on a attaché le col de la vessie et qui traverse l'ouverture ménagée à l'extrémité manuelle.

Dans les cas urgents, dans les hémorrhagies graves, par exemple, on peut se contenter d'une insufflation, mais le plus souvent on devra avoir recours au liquide qui donne à la vessie plus de fluidité, qui permet plus facilement la production de prolongements digitaux ; cette injection peut être poussée avec une seringue quelconque, un irrigateur ou un appareil injecteur en caoutchouc, etc. Mais mes expériences m'ont démontré qu'il valait mieux avoir recours au siphon dont on peut varier la puissance en l'élevant ou en l'abaissant à volonté. Le siphon a d'ailleurs l'avantage de remplacer le liquide qui sort de la vessie par exosmose, il permet aussi l'introduction de quantités nouvelles qui peut-être deviendraient nécessaires au fur et à mesure de l'introduction de la vessie dans l'utérus, après que le col a été franchi. La diminution du liquide dans la carafe témoigne, au dehors, de la réalité de cette introduction ; des expériences ultérieures et la clinique me permettront plus tard de déterminer la hauteur du siphon.

### PROGRAMME D'EXPÉRIENCES.

Cette détermination de la hauteur à donner à la colonne liquide qui va exercer la pression intra-vaginale et intra-utérine permet de poser et de résoudre des questions de dynamique obstétricale de la plus haute importance. Je puis d'ores et déjà formuler le programme de quelques-uns de ces problèmes et des expériences qui peuvent en assurer la solution.

Supposons une malade arrivée presque au terme de sa grossesse : le travail n'est pas encore commencé, le col est fermé ; on se décide, dans un but expérimental, ou pour toute autre raison, à provoquer l'accouchement, l'appareil est appliqué, le réservoir contenant le liquide est placé, je suppose, à un mètre au-dessus du bassin de la malade, le siphon est amorcé, bientôt la cavité vaginale est remplie et la quantité de liquide écoulé peut déjà nous fournir d'utiles notions sur sa capacité, sur ses dimensions.

Arrivé à ce point, si nous n'avions visé qu'un tamponnement, nous aurions déjà obtenu un progrès considérable, nous aurions réalisé ce *rara avis* en appliquant extemporanément, et sans habileté aucune, un tampon absolument irréprochable, mathématiquement moulé sur la cavité qu'il doit remplir, incapable de s'imbiber et opposant au sang une barrière infranchissable ; mais nous avons d'autres prétentions, poursuivons.

Nous avons placé notre réservoir à un mètre au-dessus de la malade, d'après la loi de l'équilibre des liquides dans les vases communicants et d'après le paradoxe hydrostatique, le fond des vases supportant une pression égale au diamètre de ce fond multiplié par la hauteur de la colonne, nous savons que chaque centimètre carré de la surface vaginale supporte une pression de cent centimètres, c'est-à-dire de 100 grammes, et que lorsque le col commence à s'entr'ouvrir, la vessie est pressée contre cette ouverture par une force représentée par la surface du vide multipliée par la hauteur du liquide ; mais nous devons surtout savoir si cette pression est en rapport avec la résistance physiologique des parois de la cavité ; il est facile d'acquérir cette notion et de préciser ainsi la hauteur à donner à la colonne.

La présence d'un corps étranger exerçant une certaine distension de la cavité vaginale a pour premier résultat de déterminer des contractions ; les contractions se produisent dès que la cavité vaginale est à peu près remplie ; pendant leur durée non-seulement l'arrivée du liquide est complètement suspendue, mais la colonne doit être refoulée et le liquide remonte dans le réservoir dont on doit voir relever le niveau.

C'est ce refoulement qui va nous permettre d'apprécier la tension que nous faisons subir aux parois vaginales et d'en fixer rationnellement l'intensité. Tant que nous verrons remonter la colonne liquide, nous serons sûrs que la pression est inférieure à la force de contractilité des parois, nous pouvons élever notre réservoir. Lorsque, au contraire, ce soulèvement cessera de se produire et même lorsqu'il commencera seulement à diminuer, nous serons avertis que notre pression est trop considérable et que le réservoir doit être un peu abaissé. Après avoir répété ces expériences sur un certain nombre de malades, il nous sera facile d'établir une moyenne et de fixer, en nous rapprochant autant que possible des limites physiologiques, la hauteur à donner à notre colonne liquide.

Ces observations sur les oscillations du liquide dans le siphon n'ont eu pour but que de déterminer *à priori* et sans nouveaux tâtonnements la hauteur à laquelle doit être fixé le réservoir ; dans la pratique courante, aussitôt que la cavité vaginale sera remplie, on fermera le robinet d'arrivée, et la dilatation du col se produira de deux manières, d'abord par la distension permanente subie par les parois, et ensuite par les contractions de la cavité qui, n'ayant plus à refouler la colonne liquide, produiront tout leur effet utile contre le col dont la résistance ne tardera pas à être vaincue.

Bientôt la nature des douleurs pourra faire soupçonner que le col est franchi et qu'une partie de la vessie a pénétré dans la cavité utérine ; la distension est devenue moins considérable, le col dilaté est moins douloureux, la malade est moins agacée et se livre plus franchement aux efforts de contraction; il suffit alors d'ouvrir le robinet d'arrivée pour voir abaisser le niveau du réservoir et apprécier approximativement le volume de l'ampoule formée dans la cavité utérine. A partir de ce moment, la dilatation fait de rapides progrès ; la portion de vessie étranglée par le col le dilate circulairement, tandis que les deux renflements, par leur tendance à se rapprocher et à redonner à la vessie sa forme sphérique, en provoquent l'aplatissement et en diminuent rapidement l'épaisseur.

Cette notion de la pénétration de la vessie dans le col est ainsi acquise d'une manière incontestable, mais on ne peut l'obtenir qu'au lit de la malade, et comme beaucoup de confrères continuent de douter de cette pénétration, j'ai voulu la faire toucher du doigt et de l'œil même avant l'expérience clinique.

C'est ainsi que j'ai eu l'idée d'une nouvelle expérience d'une extrême simplicité, et qu'on peut extemporanément répéter : Il suffit pour cela de prendre un coulant de serviette, on y enferme la vessie préalablement ramollie et lubrifiée; on ferme une des ouvertures avec la main droite en laissant passer au travers des doigts le tube insufflateur; on enveloppe l'autre ouverture avec le bord cubital de la main gauche, qui constitue ainsi une cavité qu'on obture presque complètement en ne laissant qu'une très-petite ouverture constituée au bord radial par le pouce et l'indicateur. En pratiquant alors l'insufflation, on voit la vessie franchir cette ouverture, écarter les doigts qui cherchent à la retenir, et on sent qu'il est tout aussi impossible de s'opposer à son issue qu'il l'est d'empêcher l'introduction d'un doigt coiffé d'une pelure de pêche, qu'il l'est de retenir une anguille qui s'échappe d'autant plus qu'on la serre davantage.

Lorsque la vessie a commencé à pénétrer dans l'utérus, un autre ordre d'expériences se présente, le liquide qu'elle contient n'est pas seulement soumis aux contractions de la cavité vaginale, il subit aussi celles de l'utérus et il deviendra facile de mesurer la somme de ces efforts réunis; on pourra, en pratiquant l'anesthésie, faire la part qui revient aux parois abdominales, et trouver ainsi la solution des problèmes les plus intéressants; mais on ne devra pas oublier que la dilatation marche alors rapidement, l'intérêt de la malade doit passer avant les curiosités de la science, et il ne conviendrait pas de la laisser trop longtemps s'épuiser en efforts désormais inutiles s'exerçant sur un liquide incompressible renfermé dans une cavité sans issue. A ce moment, l'appareil doit être enlevé et l'accouchement abandonné à lui-même pour suivre sa marche physiologique.

Telles sont les expériences que je me propose de faire et que je serais heureux de voir répéter par mes confrères.

Je termine en citant cinq observations d'application du ballon unique qui confirment pleinement les prévisions théoriques et qui démontrent péremptoirement la supériorité de cet appareil sur le double ballon.

## RÉSULTATS OBTENUS PAR L'EMPLOI DU BALLON UNIQUE.

### Ire OBSERVATION. — *Ballon unique en caoutchouc.*

Le ballon unique n'a encore été employé que cinq fois. Dans le premier cas, il s'agissait d'un accouchement prématuré artificiel pratiqué chez une malade qui, dans un accouchement antérieur, avait dû subir la céphalotripsie. L'accouchement fut pratiqué au huitième mois de la grossesse, le ballon. était en caoutchouc à parois très-minces ; il m'a paru n'avoir déterminé le travail qu'en distendant les culs-de-sac et en produisant des douleurs énergiques. Néanmoins, la dilatation avait, au bout de quatre heures, atteint le diamètre d'une pièce de deux francs, et, à partir de ce moment, l'accouchement put être abandonné à lui-même ; il avait été commencé le matin, le soir la dilatation était complète, les douleurs expulsives durèrent une partie de la nuit ; malgré leur énergie, l'engagement ne put se compléter, une application de forceps devint nécessaire, et l'accouchement ne fut terminé que par des tractions excessivement énergiques. L'enfant vint au monde sans mutilation ; mais après avoir donné quelques légers signes de vie, la respiration ne put s'établir, et il succombait en nous démontrant que notre intervention avait été trop tardive, et que nous aurions dû agir à sept mois ou sept mois et demi.

### IIe OBSERVATION. — *Emploi de la vessie.*

Dans la seconde observation, nous étions en présence d'un cas d'éclampsie des plus graves; la malade primipare, arrivée au septième mois de sa grossesse, avait eu des crises nombreuses, elle était dans le coma le plus profond. L'indication était formelle, la vessie fut introduite dans le vagin et soutenue par un bandage en T spécial sur lequel je fondais les plus grandes espérances, mais qui ne répondit que très-imparfaitement à mon attente, son action dut être complétée par celle de la main, cependant les effets furent excessivement prompts : au bout de trois heures, la dilatation pouvait permettre l'introduction de la main, la version fut faite avec la plus grande facilité jusques et non compris l'extraction de la tête; le col utérin s'était refermé sur le cou de l'enfant, qui succomba pendant cette dernière période de l'accouchement.

Quant à la mère, elle eut encore quelques crises, le coma persista pendant plusieurs jours, et grâce à une médication énergique dirigée par son médecin, M. le docteur Audibert, et à l'emploi des injections de pilocarpine, elle est, au bout de quinze jours, complètement rétablie.

Dans l'état inconscient de la malade, je n'ai pu apprécier l'intensité de la douleur produite par l'application de la vessie ; mais cette application me paraît s'être bornée à la production d'actes physiologiques, elle n'a déterminé que des contractions, et pendant toute sa durée il n'y a point eu de nouvelle crise.

Je crois, en terminant cette observation, pouvoir ici poser de nouveau cette question : Existe-t-il, dans l'état actuel de la science, un procédé, une méthode qui permettent d'obtenir en trois heures, chez une primipare arrivée au septième mois de sa grossesse, une dilatation suffisante pour pratiquer sans difficulté la version?

IIIe OBSERVATION. — *Emploi de l'élytro-ptérygoïde complet.*

Dans cette observation j'ai pu contater deux faits de la plus haute importance : en premier lieu le spéculum élytro-ptérygoïde s'est bien comporté comme dans mon ballon à expérience, comme dans mes expériences cadavériques, la vessie a été parfaitement retenue, elle n'a eu aucune tendance ni à sortir, ni à repousser l'appareil ; en second lieu, conformément à mes prévisions théoriques et contrairement à ce qui se passait avec le double ballon, la douleur est très-modérée, et il ne pouvait en être autrement; en effet, avec le double ballon, le ballon inférieur a une forme déterminée qui n'est pas celle de la cavité vaginale, la distension est donc inégale, elle porte surtout sur l'anneau vulvaire qui est le point le plus sensible et le plus douloureux; la vessie, au contraire, amène une distension également répartie sur tous les points, excepté sur l'anneau vulvaire qui est mis à l'abri de toute pression par les ailes de l'élytro-ptérygoïde.

Dans ce cas comme toujours l'effet a été excessivement prompt. Il s'agissait d'une malade qui avait dépassé de plus de quinze jours le terme d'une septième grossesse. Sans avoir été difficiles, les accouchements antérieurs avaient été longs et on pouvait craindre qu'un séjour trop prolongé de l'enfant amenât un développement trop considérable et une ossification trop avancée de la tête.

L'enfant étàit placé en position transversale, la tête était à gauche un peu au-dessus de la ligne de l'ombilic, les fesses étaient dans la fosse iliaque droite ; quoique le fœtus fût très-mobile dans une quantité assez considérable de liquide amniotique, la version par manœuvre externe était absolument impossible : lorsqu'on avait réussi à abaisser un peu la tête, elle remontait aussitôt comme si elle obéissait à l'action d'un ressort ; au terme de la grossesse il y avait eu un commencement de travail qui avait amené un peu de dilatation du col, cette dilatation s'était maintenue ; la malade et son entourage avaient des inquiétudes que je partageais moi-même complètement.

Je me décidai donc à hâter l'accouchement. L'appareil élytro-ptérygoïde muni de la vessie ramollie et lubrifiée est introduit avec la plus grande facilité dans le vagin, l'injection est poussée avee un irrigateur Aiguisier, elle pénètre sans effort; arrivée aux deux tiers de sa course, la crémaillère de l'irrigateur semble s'arrêter, la cavité vaginale est remplie, mais bientôt la tige se remet à descendre, l'ampoule a pénétré dans la cavité utérine.

La malade éprouve une sensation de gêne très-supportable, et immédiatement il survient des contractions énergiques tout à fait semblables aux douleurs normales. Quatre douleurs se produisent ainsi en un quart d'heure. A ce moment je vois le lit de la malade un peu mouillé, je veux rechercher la cause de cette fuite et j'enlève l'appareil ; je trouve alors le col ramolli et largement dilaté, son orifice présente une ouverture égale à une pièce de cinq francs ; les douleurs continuent avec la même énergie sans qu'il soit besoin de réintroduire l'appareil, et deux heures après je pratiquai la version, qui se fit avec la plus grande facilité jusqu'à l'extraction de la tête qui, volumineuse et fortement ossifiée, ne fut extraite qu'avec des efforts considérables qui amenèrent la mort de l'enfant.

La délivrance fut pratiquée par la méthode de Credé et l'examen du placenta me fournit l'explication de la difficulté que j'avais éprouvée à faire la version par manœuvre externe : l'enfant était immobilisé par la brièveté du cordon qui n'avait que 28 centimètres de longueur. *L'appareil était resté en place pendant un quart d'heure.*

### IV<sup></sup>

IVᵉ OBSERVATION. — *Détermination de la hauteur du siphon.*

Ce travail était destiné à être présenté au congrès de la Rochelle ; c'est pourquoi, pressé par le temps, je m'étais borné à formuler un programme d'expériences que je me proposais de réaliser plus tard avec le concours de mes confrères. Une occasion m'a déjà été offerte par notre honorable et bienveillant confrère le docteur Marduel, qui, chargé du service de la clinique à l'hôpital de la Charité, m'a mis dans le cas de recueillir dans ce service une observation des plus intéressantes.

M$^{lle}$ X... est âgée de 16 ans, elle est chétive, malingre, sa taille est au-dessous de la moyenne, son bassin est rétréci dans toutes ses dimensions ; il n'y a que 18 à 19 centimètres entre les deux épines iliaques antérieures et supérieures ; le diamètre sacro-pubien ne mesure que 9 centimètres, la malade arrivera au terme de sa grossesse dans dix ou quinze jours ; l'orifice externe du col est entr'ouvert ; l'orifice interne est complètement fermé. C'est dans ces conditions que M. Marduel se décide à pratiquer l'accouchement prématuré artificiel au moyen de mon appareil.

Le 22 août 1882, à dix heures et demie du matin, l'appareil est appliqué, un vase plein d'eau phéniquée est placé à un mètre au-dessus du bassin de la malade, un siphon est amorcé et mis en communication avec le tube émergeant en dehors de la vulve. Trois décilitres suffisent pour remplir la cavité vaginale qui est petite et dont une partie est déjà occupée par le spéculum ; cette réplétion est accusée par la suspension de l'écoulement. La communication du siphon est alors interrompue par la fermeture du robinet ; au bout d'un quart d'heure nous rétablissons cette communication non plus avec le bocal, mais avec un tube placé devant une échelle graduée par millimètres qui, par conséquent, nous permet d'apprécier des quantités beaucoup plus minimes. Le liquide descend avec la plus grande rapidité jusqu'à ce que la pression soit abaissée à 60 centim. au-dessus du niveau du bassin, on introduit dans le tube une nouvelle quantité d'eau qui pénètre avec la même facilité en nous donnant la certitude que le col est franchi et que la communication est établie entre les deux cavités vaginale et utérine.

Jusqu'ici nous n'avons éveillé que de très-faibles contractions ; nous sommes néanmoins étonnés qu'elles ne se traduisent pas par un certain refoulement de la colonne liquide ; nous allons avoir l'explication de ce phénomène :

Craignant que le liquide introduit dans l'utérus exerce une compression dangereuse pour le fœtus, constatant d'ailleurs une certaine diminution des bruits du cœur, nous cherchons à vider l'appareil en ouvrant le tube qui communique avec la vessie, mais aucun écoulement ne se produit ; la vessie s'était repliée sur l'orifice interne de ce tube et formait une soupape qui permettait l'introduction du liquide et s'opposait à sa sortie. En tirant sur le spéculum et sur la vessie nous l'extrayons sans la vider ; l'application avait duré *vingt-cinq minutes*. Nous constatons alors que le col est complètement effacé, il présente une dilatation d'environ trois centimètres, il est mou et dilatable, la poche des eaux commence à se former ; dans un cas d'urgence une version serait déjà praticable. Nous croyons reconnaître à travers les membranes la présence des doigts qui nous fait redouter une procidence de la main.

Pour donner un peu de repos à la malade et vaquer nous-mêmes à quelques occupations, nous nous ajournons à une heure.

Pendant notre absence il n'y a eu que quelques douleurs faibles et éloignées ; l'appareil est réappliqué après y avoir fait une modification qui s'opposera à la formation du repli de la vessie. Trois décilitres et demi sont introduits, puis la communication est établie avec le tube indicateur. Comme dans la précédente application, la colonne descend rapidement à 60 centim.; mais quelques légères contractions se produisent pendant lesquelles elle remonte de 10 centimètres ; nous constatons ainsi que chez cette malade la tonicité utérine et vaginale fait équilibre à une colonne de 60 centim. et que la contractilité soulève une colonne de 70 centim.

Après avoir observé quelques-unes de ces oscillations, nous fermons la communication et nous laissons l'appareil en place pendant près d'une heure, durant laquelle les contractions continuent sans augmenter d'intensité.

Nous enlevons alors l'appareil et nous trouvons le col avec une ouverture égale à une pièce de cinq francs, il est très-mou, les contractions les plus légères font saillir une poche des eaux volumineuse qui rend la dilatation presque complète. Nous pensons que l'accouchement peut être abandonné à lui-même ; en effet, le soir, après quelques douleurs presque insignifiantes, le col était complètement dilaté.

Cependant, malgré cette dilatation complète, la malade reste encore trente-six heures sans que les douleurs augmentent d'intensité. M. Marduel se décide alors à intervenir ; la poche des eaux est rompue, il s'écoule une quantité assez considérable de liquide amniotique après l'issue duquel la tête reste toujours au-dessus du détroit supérieur. Comme tout fait supposer qu'on n'est pas en droit de compter sur un réveil de contractions énergiques, on procède de suite à une application de forceps. Cette application est très-laborieuse, la tête ne cède qu'à des efforts énergiques et longtemps continués de traction mécanique, après lesquels l'enfant arrive en état de mort apparente. Cependant le cordon saigne, il y a encore quelques légers battements du cœur, et avec les soins intelligents et dévoués du docteur Poullet, après plus de demi-heure d'insufflation de bouche à bouche il put être ramené à la vie, mais malheureusement il succombait le lendemain. La tête était dure, fortement ossifiée, les sutures et les fontanelles étaient presque complètement oblitérées, on pouvait regretter que l'entrée tardive de la malade à l'hôpital n'ait pas permis une intervention plus prématurée.

Quant à la mère, après cette laborieuse application de forceps l'inertie utérine continuait, on dut pratiquer la délivrance artificielle. Aussi ses suites de couches ne furent pas tout à fait simples, elle eut des accidents puerpéraux assez graves qui se sont cependant rapidement améliorés, et aujourd'hui, dix jours après l'accouchement, tout danger a complètement disparu.

Cette observation est des plus intéressantes et il en découle de précieux enseignements ; je n'ai jamais vu le double ballon ou le ballon unique ne déterminer que d'aussi faibles contractions, la tonicité et la contractilité de cet utérus sont de beaucoup inférieures à celles qu'ont constatées MM. Poullet et Polaillon dans leurs expériences; mais le fait existe, il peut se reproduire et il est bon d'en tenir compte. Il est évident que si, au début de l'opération, le col n'avait pas été complètement fermé, nous aurions, avec une chute d'un mètre, risqué d'introduire dans l'utérus une quantité de liquide trop considérable et d'exercer sur le fœtus une compression dangereuse.

Nous pouvons donc déjà établir en principe que, pour éviter ce danger, le liquide, dans aucun cas, ne doit être introduit sous une pression supérieure à 70 centim., et cette pression sera parfaitement suffisante même dans les cas où l'on rencontrera des utérus se contractant avec une très-grande énergie et pour lesquels il suffira d'éveiller ces contractions en remplissant la cavité vaginale. En effet, nous ne devons pas oublier que les effets que nous poursuivons ne doivent pas être obtenus par la pression du liquide extérieur; ils doivent être le résultat d'actes physiologiques, de contractions utérines et vaginales s'exerçant sur un liquide renfermé dans des cavités closes et exerçant sur lui une compression qui tend à dilater ces cavités et surtout à les convertir en une cavité unique en effaçant, en faisant disparaître le col qui les sépare.

Cette force de projection d'un liquide lancé par un siphon placé à 70 centim. de hauteur ne diffère pas considérablement de celle produite par l'irrigateur Aiguisier que j'avais empiriquement adopté pour injecter mon double ballon, avec lequel un excédant de force était moins à redouter, car la pénétration de l'ampoule de caoutchouc se faisait, je le répète, avec beaucoup moins de facilité que celle de la vessie.

Je termine en remerciant notre honorable confrère le docteur Marduel de sa bienveillance et en me félicitant de la bonne fortune qui, en me mettant en présence d'un cas tout à fait exceptionnel, m'a permis de reconnaître un danger que je ne soupçonnais pas, de mieux préciser la part qui, dans la méthode, doit être faite à l'action mécanique et à l'acte physiologique, et de déterminer, dès ma première expérience, la hauteur à donner à la colonne liquide, de manière à obtenir une pression parfaitement suffisante dans les cas de contractions énergiques, et complètement inoffensive lorsque cette contraction sera réduite à un minimum voisin de l'inertie.

V^e OBSERVATION. — *Ocytocie.*

Madame G... est arrivée presqu'au terme de sa sixième grossesse, tous ses accouchements ont été faciles, à l'exception du premier qui avait nécessité une application de forceps. Depuis quelque temps Madame G... souffre beaucoup, son ventre ne lui paraît pas avoir la même forme que dans ses grossesses précédentes ; elle me prie de l'examiner et je constate, en effet, que l'abdomen a un développement transversal considérable ; ce développement coïncide avec une position également transversale du fœtus dont la tête est à gauche de la malade, les pieds sont à droite, le plan postérieur du tronc est en bas, il y a une assez grande quantité de liquide amniotique dans lequel il est très-facile de faire évoluer le fœtus ; je fais avec la plus grande facilité la version par manœuvre externe, la tête amenée à l'entrée du détroit supérieur présente l'occiput à gauche, la nouvelle présentation est maintenue par l'application de la ceinture du docteur Pinard.

Le toucher pratiqué avant et après la manœuvre avait déterminé quelques douleurs, le col qui était déjà largement entr'ouvert se dilata rapidement, et tout faisait prévoir une terminaison prochaine, mais les douleurs étaient rares et faibles, elles ne s'éveillaient un peu plus fortes que pendant quelques heures après chaque examen. Cet état se prolongea depuis le mardi 28 août, jour de la version, jusqu'au lundi 4 septembre ; depuis six jours le col était mou, présentant une ouverture égale à une pièce de cinq francs, un accouchement rapide était imminent et cependant tout restait dans l'état, la malade et son entourage étaient inquiets, et préoccupés de l'issue de cet accouchement se présentant dans des conditions si anormales, tous désiraient une intervention active.

Le lundi à midi j'appliquai l'appareil, une carafe fut placée à 70 centim. au-dessus du bassin et le siphon mis en communication avec la vessie; dès que la cavité vaginale pût être considérée comme remplie, deux douleurs excessivement énergiques se produisirent, cependant on ne constate aucun reflux du liquide dans la carafe; il est évident que les contractions de la cavité vaginale trouvent plus de facilité à le pousser dans l'utérus qu'à le faire remonter par le tube du siphon ; je suis complètement confirmé dans cette pensée que les effets obtenus sont dus seulement à la contraction utérine et vaginale et qu'ils se produisent en dehors de toute pression extérieure autre que celle qui a amené la réplétion du vagin.

Comptant sur la continuation des douleurs et craignant que le segment de vessie qui s'introduisait dans l'utérus ne déplaçât la tête, j'enlevai l'appareil: ces deux douleurs avaient suffi pour compléter la dilatation, elles continuaient avec le même caractère en se reproduisant toutes les cinq minutes. Une heure après je rompais la poche des eaux, les douleurs persistaient, mais la tête restant au détroit supérieur et ne venant pas la remplacer, le col se refermait sur elle. Cependant, grâce à ces douleurs incessantes, la tête s'engageait peu à peu, mais en se défléchissant; dans l'excavation j'avais une présentation de la face en mento-iliaque droite; je fus assez heureux pour la transformer en soutenant le front pendant les contractions qui devenaient de plus en plus énergiques ; je pus bientôt, en saisissant l'occiput, l'abaisser et déterminer la flexion. A huit heures du soir, après cette transformation, deux douleurs suffisaient pour terminer brusquement l'accouchement, alors que je venais d'annoncer une échéance encore assez éloignée. Cette manœuvre avait été facilitée par le peu de volume de la tête évoluant dans un bassin bien conformé. Il m'est difficile dans ces conditions de m'expliquer la déflexion de la tête, à moins qu'elle n'ait été amenée dans cette position pendant les manœuvres de la version.

L'appareil est resté en place pendant dix minutes seulement, et j'ai pu, une fois de plus, constater qu'il ne déterminait que de vraies douleurs sans aucune sensation pénible étrangère à la contraction.

Le lendemain, 25 septembre, la malade est dans d'excellentes conditions, elle a passé une très-bonne nuit et tout fait espérer une issue favorable et exempte de complications.

---

Le spéculum élytro-ptérygoïde a été construit par les fils Mathieu ; on trouve chez ces habiles fabricants les vessies préparées par le procédé qui les rend inaltérables. Cet appareil est destiné à rendre de tels services qu'il devra bientôt, je l'espère, faire partie de l'arsenal de tous les praticiens, et devenir le *vade mecum* de ceux qui, éloignés des grands centres, sont si souvent exposés à être pris au dépourvu et à être désarmés en présence de cas presque toujours foudroyants.



---

# TABLE DES MATIÈRES



Lyon. — Assoc. typog., Th. Giraud, rue de la Barre, 12.